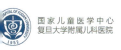
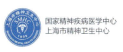

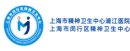

上海市"科技创新行动计划"科普专项资助项目(编号:24DZ2306800)

医教家协同学生心理问题防治系列

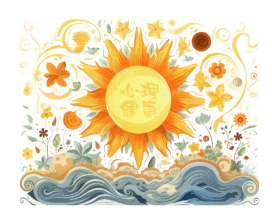

闵行区医教协同:
学生心理问题防治手册(教师版)

主　编　王　艺　赵　敏
副主编　朱大倩　文　竹
编　者（按姓氏音序排列）
　　　　陈　滢　范　娟　蒋　超　李　焱　李　瑜
　　　　刘文敬　孙锦华　王　艺　文　竹　宣　国
　　　　张伟波　赵　敏　朱大倩
美术设计　冯煜亭

復旦大學出版社

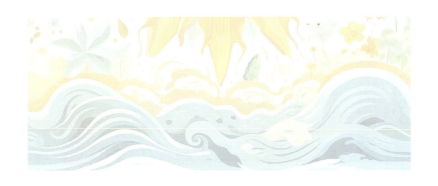

前 言

　　心理健康是健康的重要组成部分，从国家到地方政府都非常重视人民群众的心理卫生问题。特别是近年来，儿童青少年心理和精神卫生问题尤其突出，这一群体大部分都是学生，处于人生的关键发展阶段，他们的身心健康牵动着千家万户的心。从国家层面上讲，促进学生身心健康、全面发展，是党中央关心、人民群众关切、社会关注的重大课题。2023年，教育部等十七个部门联合印发了《全面加强和改进新时代学生心理健康工作专项行动计划（2023—2025年）》，标志着加强学生心理健康工作已上升为国家战略。习近平总书记高度关心和重视学生身心健康，强调要树立健康第一的教育理念，多次就学生心理健康工作作出重要指示。2024年2月21日，在全国学生心理健康工作咨询委员会第一次全体会议上，教育部党组书记、部长怀进鹏提出，要凝聚多部门、多系统合力共同治理，家校医社携手守护学生心理健康。

　　据我国近期儿童青少年精神障碍流行病学调查报告显示，6～16岁儿童青少年在校学生总体精神障碍患病率为17.5%，这一数值高于中国成人人群任意一种精神障碍（不含老年期痴呆）患病率的调查数据（终身患病率16.57%）。而且，一些精神心理障碍发病年龄呈现低龄化趋势，这些儿童青少年的精神心理障碍对他们的生活、学习、社交等社会功能造成严重损害。在临床工作中，我们还看到一少部分学生还会存在自伤、自杀、冲动、伤人的风险，对自己、他人、家庭和社会都造成不同程度的影响，可见，儿童青少年精神心理障碍已经成为当前严重的公共卫生问题，亟需采取科学应对策略，保障这些学生群体的心理健康，避免出现严重后果，维护家庭幸福和个体身心健康。

　　家庭和学校是学生主要的生活学习场所，学生的健康成长离不开家庭和学校的共同呵护。如果老师和家长能够敏锐觉察到孩子异常的情绪行为变化，并及时给予关心、理解和支持，帮助孩子解决当前的困难，不仅能防微杜渐，减少心理危机的发生，孩子在解决问题的过程中也学会了应对情绪问题的技能，心理健康素养也得到了提升。因此，如果有临床一线实战经验的儿童精神科医师能深入到学校和社区去，积极开展对学校老师和家长的学生心理健康和精神心理疾病防治知识的培训和科普活动，充分发挥学校和社区作为精神心理疾病预防性干预的主要阵地和堡垒作用，有助于学生心理问题早发现、早干预，也有助于让一部分需要就医的学生及时得到医疗救治，避免严重心理危机的出现。

　　作为国家儿童医学中心，复旦大学附属儿科医院勇于承担责任，主动对接国家战略。医院在闵行区政府特别是在闵行区卫生健康委员会、闵行区教育局的大力支持下，联合国家精神疾病医学中心（上海市精神卫生中心）、闵行区教育学院和上海市精神卫生中心浦江医院等单位，在本手册主编复旦大学附属儿科医院王艺院长、上海市精神卫生中心赵敏院长的倡导和组织下，多位儿童精神科医师和学校心理老师共同备课、多次讨论，最后明确在闵行区开展"医教协同，守护儿童心理健康"项目教学培训和科普活动。首先在2023年9月开学季开展了"开学第一课"暨学生心理问题防治知识培训（针对学校老师）和科普活动（针对家长和学生），培训和科普活动主要由朱大倩副主任医师和文竹主治医师在试点学校现场或者线上进行，分别组织了教师和家长专场。

  项目总结前期在闵行区学校开展教师和家长培训的经验和成果，将在上海市闵行区培训学校教师的教学内容，经组织专家反复讨论、汇编成稿、审定，最终形成了《闵行区医教协同：学生心理问题防治手册（教师版）》（以下简称《手册》），也是闵行区"医教家"协同学生心理问题防治系列手册的重要组成部分。期望本手册的出版能在一定程度进一步推动医教深度结合，也期盼在闵行区乃至于其他地区的学校老师面对学生心理问题时能助其一臂之力，充分发挥教师在学生心理健康的保驾护航中的重要作用，做到学生心理问题早发现，早转介，医教协同，家校合作，共同保障学生心理健康。《手册》期望能通过分层分级，将学生心理问题、精神心理障碍和严重心理危机等内容进行细化，分层识别和予以不同预警分级、开展不同水平的干预。其目的主要包括两方面：其一是希望将重点关注的人群，如出现严重自伤、自杀风险高的人群，能做到及时识别和转介到精神卫生专业机构，进行规范化干预；其二是希望能借助于分级，让大家对于一些轻性心理问题也能做到早期识别和关注，加强随访，将一些问题通过预防性干预，扼杀在萌芽状态，避免发展到严重精神心理障碍甚至出现自杀等严重心理危机时再干预。尽管分级不一定是最标准的，我们在努力尝试当前分层分级方法的可行性，希望能起到预防性干预的效果，也恳请医教同行多批评指正。

儿童的心理健康是人一生成功的基石，儿童期心理与精神卫生问题解决得好，会有助于个体成年期心理健康水平的提高。儿童是祖国的花朵，作为一个特殊而脆弱的个体，如何从心理健康角度给予他们关爱和帮助，需要全社会的参与，这是一个大课题，也需要科学应对。医教结合工作非常重要，我们在既往工作中获取了点滴经验，但还需要继续向我们服务的群体学生学习、向家庭学习、向上海和全国的医教同行学习。

相信在党和政府的亲切关怀下，我国儿童青少年心理健康水平将不断提高。让我们医教协同共同努力，与家长携手前行，一起促进儿童青少年身心健康成长！

编 者

目录

第一章　手册总则　　　　　　　　　　　1
一、编制目的　　　　　　　　　　　　　1
二、分层界定　　　　　　　　　　　　　1
　　1. 青少年情绪行为问题分级识别　　　1
　　2. 青少年情绪行为分级与干预原则对应图　　2
三、使用方式　　　　　　　　　　　　　2

第二章　一般心理问题——蓝色预警　　4
一、原因、表现　　　　　　　　　　　　4
二、干预原则　　　　　　　　　　　　　5
　　1. 改善学生一般心理问题的总体原则　　5
　　2. 教师处理学生学业合并情绪问题的建议　　5
　　3. 教师给予有求助需求学生的干预建议　　6

第三章　严重心理问题——黄色预警　　7
一、原因、表现　　　　　　　　　　　　7
　　1. 严重心理问题常见原因　　　　　　7
　　2. 严重心理问题的主要表现　　　　　7
二、干预原则　　　　　　　　　　　　　8
　　1. 情绪尚平稳时　　　　　　　　　　8
　　2. 负面情绪爆发时　　　　　　　　　8
　　3. 严重心理问题时，教师给予综合干预建议　　9

第四章　精神心理障碍——橙色预警　　10
一、儿童、青少年精神心理障碍大致分类　　10
二、重性精神心理障碍　　　　　　　　　10
　　1. 概念与特征　　　　　　　　　　　10

  2. 干预原则   11
三、一般精神心理障碍   11
  1. 概念与特征   11
  2. 干预原则   12
四、预警信号   13
  1. 情绪状态显著异常   13
  2. 意志、行为显著异常   13
  3. 生理状态显著异常   13

第五章　自杀、自伤——红色预警　　14
一、自杀   14
  1. 概念   14
  2. 风险与原因   14
  3. 预警信号   16
  4. 干预原则   17
二、自伤   18
  1. 概念   18
  2. 原因   19
  3. 干预原则   19

第六章　医教协同学生心理健康防治网络　　20
一、组织构架   20
二、功能   21
  1. 科普宣教、心理教育课程   21
  2. 家校医沟通平台   22
  3. 快速转诊 —— 绿色门诊   22

目 录

附录 23

一、常见精神心理障碍的主要表现   23
  1. 抑郁症的相关表现   23
  2. 疑似重性精神障碍的相关表现   24
  3. 广泛性焦虑障碍的相关表现   25
  4. 恐惧症的相关表现   26
  5. 适应障碍的相关表现   26
  6. 强迫症的相关表现   27
  7. 游戏障碍的相关表现   27
  8. 进食障碍的相关表现   28
  9. 睡眠障碍的相关表现   29

二、求助资源与联络信息   29
  1. 求助热线   29
  2. 相关网站   29
  3. 求助医院   29

三、常用心理评估工具   30
  1. 班主任初筛简明问卷   30
  2. 长处与困难问卷   31
  3. Conners 教师量表   35
  4. 学生心理问题转介单   37
  5. 学校提供的自杀风险青少年转介信息   38
  6. 青少年自杀风险的立即转介指证
    （学校转介至精神心理专科指证）   39
  7. 自杀风险青少年转介要求   40

主要参考文献   42

第一章　手册总则

一、编制目的

处于身心发育关键期的儿童、青少年，是精神心理相关问题的易感人群，其情绪调节能力、应对能力一般还不够成熟和稳定。近年来，儿童、青少年较频繁出现情绪、行为问题和与适应相关的问题等，学生心理问题引起广泛关注。

闵行区医教协同项目组特编纂学生心理问题防治手册，本手册根据学生所出现的问题对其心理健康的危害程度、干预措施的紧急程度、规范治疗的需要情况进行分级，对每一层级问题提出相应的原因/风险因素、具体表现/预警信号、干预原则，并为有需要的学生提供家、校、医沟通平台和快速有效的转诊途径。

通过学生心理问题防治手册，期望：① 提升广大教师群体对学生心理健康状态的关注及心理问题的识别意识；② 让教师熟悉主要、常见精神心理问题的预警信号或症状；③ 让教师掌握有效的应对策略技巧和基本原则。

二、分层界定

1. 青少年情绪行为问题分级识别

如表1-1所示。

表 1-1 青少年情绪行为问题分级识别

层级	预警颜色	外在诱因	是否可自我调整	功能受损程度	心理治疗	药物治疗	疾病诊断
一般心理问题	蓝色	多数存在诱因	多数可自行调整	一般不影响	不一定	否	否
严重心理问题	黄色	诱因解除影响仍在	较难自我调整	功能受影响	建议进行	可以	否
精神心理障碍	橙色	无明显诱因可发生	多数难以自我调整	多数功能受损	分情况考虑先行药物治疗控制症状	大部分需要	是
自杀/自伤	红色	多数存在重大诱因或疾病持续影响	多数难以自我调整	多数存在广泛功能受损	建议进行	不一定 共病精神障碍需先药物治疗	不一定

注：具体解释请在对应章节查阅相关内容。

2. 青少年情绪行为分级与干预原则对应图

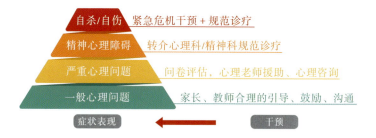

三、使用方式

（1）对应学生自身表现，初步判断分级，对应相关表现/预警，查看了解干预方式。

（2）处于蓝色预警（一般心理问题）和黄色预警（严重心理问题），可根据附录的筛查问卷自行筛查（建议学校心理老师操作）。

（3）达到橙色预警（精神心理障碍）和红色预警（自杀/自伤），根据手册提供的医、家、校沟通平台联络医生，通过预约转诊绿色通道快速就诊。

（4）高度怀疑学生有精神心理障碍相关症状，可查阅附录具体疾病的相关症状。

第二章 一般心理问题——蓝色预警

一、原因、表现

当青少年感知到了外界不良信息的刺激时，容易产生愤怒或紧张害怕的情绪，此时需要前额叶来决定是将情绪发泄出来还是压抑自己的情绪。但青少年时期，前额叶发育不足会造成自我控制能力不足，并且这个时期身体分泌的激素，如肾上腺素水平偏高，更容易引起情绪化反应。

青少年多巴胺分泌活跃，受体敏感，使得他们更容易情绪高涨和兴奋，也更渴望寻求进一步的刺激体验，从而激发更多的行为来促进多巴胺的分泌。这可能会导致失控、冲动甚至沉迷的行为。青少年处于青春期，其表现特点及原因总结如下。

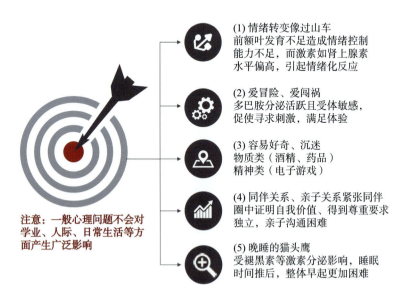

注意：一般心理问题不会对学业、人际、日常生活等方面产生广泛影响

(1) 情绪转变像过山车
前额叶发育不足造成情绪控制能力不足，而激素如肾上腺素水平偏高，引起情绪化反应

(2) 爱冒险、爱闯祸
多巴胺分泌活跃且受体敏感，促使寻求刺激，满足体验

(3) 容易好奇、沉迷
物质类（酒精、药品）
精神类（电子游戏）

(4) 同伴关系、亲子关系紧张同伴圈中证明自我价值、得到尊重要求独立，亲子沟通困难

(5) 晚睡的猫头鹰
受褪黑素等激素分泌影响，睡眠时间推后，整体早起更加困难

二、干预原则

1. 改善学生一般心理问题的总体原则

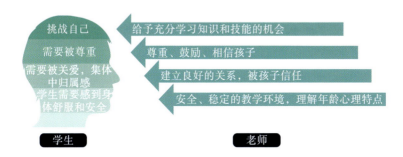

2. 教师处理学生学业合并情绪问题的建议

在孩子同时存在学业压力与情绪问题时,或因学习常引发矛盾和情绪失控时,建议处理问题的优先等级如下。

(1)处理情绪问题:倾听缘由,初步评估学生的情绪状态,心理老师可提供援助,帮助学生提升情绪管理能力。

(2)合作调整:与家长沟通合作,了解学生在家情况,根据学生的能力减轻学业压力,适当降低要求,鼓励扬长避短。

(3)学业表现:情绪稳定后再要求学业,配合鼓励、表扬和奖励(精神+物质)等行为管理策略,逐步恢复对学生的正常要求。

1. 处理情绪问题 → 2. 合作调整 → 3. 学业表现

3. 教师给予有求助需求学生的干预建议

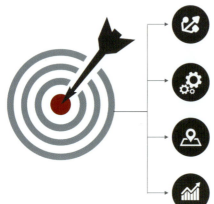

- 心理老师尊重家长、学生本人的意愿，选择合适的问卷评估状况

- 如果孩子求助，心理老师可开展心理咨询和治疗

- 与家长、班主任老师沟通、合作限制和干预孩子的不良行为（日常行为管理办法）

- 在校期间，定期教授学生基本引导和调节情绪的方式。尝试陪伴学生进行快速冷静术：连续深呼吸、肌肉放松法，转移注意力。

第三章　严重心理问题——黄色预警

一、原因、表现

1. 严重心理问题常见原因

青春期所带来的生理和心理变化虽有普遍性，但每个孩子都是独一无二的，个体的情况更需要具体问题具体分析。在青春期心理生理特点（如情绪不稳定、爱冒险）的基础上，叠加较大的环境压力（如学业要求、人际交往），使青少年难以承受和自我调整。在缺乏积极引导的情况下，长期负面情绪的积累，最终导致情绪功能失调等严重心理问题。

2. 严重心理问题的主要表现

（1）开始对学生成绩、人际交往、日常生活等方面产生影响，导致能力降低。

（2）依靠孩子自身的力量，很难进行自我调整。

（3）去除最开始的诱因，对学生的影响仍在，至少持续1周以上。

（4）亲子关系、师生关系等严重受损。

（5）心理评估往往提示异常，但在严重程度或在持续时间上未达到精神心理障碍的诊断标准。

二、干预原则

1. 情绪尚平稳时

协助学生面对和接受自身感受
积极倾听＋同理式回应
表达方式：你看起来 / 你认为 / 你希望……

引导学生换位思考
分享老师自己的处理经验

教学生合理的情绪表达、发泄
深呼吸＋肌肉放松
辩证思考，转化关注点

处理问题
与家长积极沟通
鼓励学生一起寻找问题源头

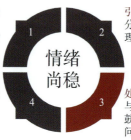

2. 负面情绪爆发时

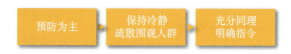

（1）情绪爆发前：预防为主，老师观察问询引爆情绪的常见起因，尽量控制，事先做好准备，鼓励学生主动使用减压玩具及宣泄室。

（2）开始情绪爆发：老师尽量保持冷静，起到情绪自我控制的榜样作用。尽快疏散周围同学，避免过多关注或起哄激化当事人的情绪。

（3）情绪爆发时：老师对学生采用积极倾听，充分同理的态度，避免马上单方面批评。当下给出学生清晰、坚定、自信的指令：告诉孩子当下可以怎么做。

3. 严重心理问题时，教师给予综合干预建议

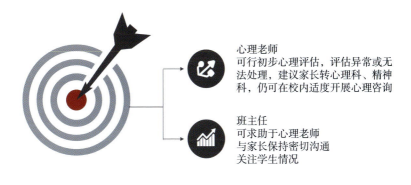

心理老师
可行初步心理评估，评估异常或无法处理，建议家长转心理科、精神科，仍可在校内适度开展心理咨询

班主任
可求助于心理老师
与家长保持密切沟通
关注学生情况

第四章 精神心理障碍——橙色预警

一、儿童、青少年精神心理障碍大致分类

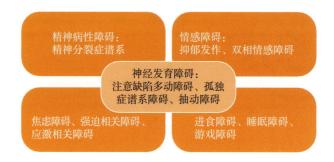

二、重性精神心理障碍

1. 概念与特征

（1）通过精神／心理科医生评估，症状、病程、严重程度均达到美国精神病学会制定的《精神障碍诊断与统计手册》（the diagnostic and statistical manual of mental disorders, DSM）第五版（以下简称 DSM-5）诊断标准：抑郁障碍、双相情感障碍、精神分裂症、短暂精神病性障碍等。

（2）明确的功能损害：严重、广泛地影响学生的学业、人际交往、日常生活等。

（3）持续较长时间的异常：① 抑郁发作超过 2 周；② 双相躁狂发作超过 1 周；③ 精神分裂症超过 1 个月，短暂精神病性障碍不超过 1 个月。

（4）存在较大风险：自伤、自杀风险；冲动、伤人、毁物，

行为紊乱风险等。

（5）常常丧失部分或全部自知力，导致行为、判断失当，无法正常沟通。

（6）需尽快前往精神/心理专科就诊，必要时，建议可开展足量、足疗程的药物规范化治疗，甚至住院治疗。

（7）未及时充分治疗，往往预后更差。

> 注：自知力指对自己的病情和精神心理状态的认知符合客观事实，如能正确感知自己是否异常，是否需要接受治疗等。

2. 干预原则

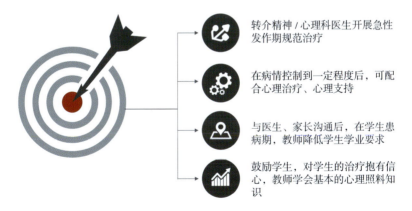

- 转介精神/心理科医生开展急性发作期规范治疗
- 在病情控制到一定程度后，可配合心理治疗、心理支持
- 与医生、家长沟通后，在学生患病期，教师降低学生学业要求
- 鼓励学生，对学生的治疗抱有信心，教师学会基本的心理照料知识

三、一般精神心理障碍

1. 概念与特征

（1）通过精神/心理科医生评估，症状、病程、严重程度均达到 DSM-5 诊断标准：焦虑障碍、强迫相关障碍、适应障碍、特

定 / 社交恐怖症、进食障碍、失眠障碍等。

（2）明确的功能损害：严重时仍会广泛地影响学生的学业、人际交往、日常生活等。

（3）持续较长时间的异常：① 广泛性焦虑、特定 / 社交恐怖症超过 6 个月；② 适应障碍，应激源出现的 3 个月内出现症状，应激源解除，持续不超过 6 个月；③ 强迫相关障碍，每天症状超过 1 个小时；④ 进食障碍，多数要求持续 3 个月以上，每周至少一次；⑤ 失眠障碍，3 个月以上，每周至少 3 晚。

（4）存在一定风险，有可能出现心理危机。

（5）多数时，学生可保留自知力，具备沟通和理解能力，但少部分症状严重者会出现自知力缺损（如严重强迫症）的情况。

（6）需前往精神 / 心理专科就诊，尽早开展规范化治疗。

（7）多数情况下，一般精神心理障碍疾病的预后较严重性精神心理疾病更好。

2. 干预原则

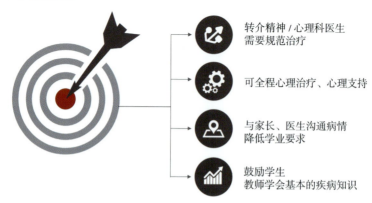

转介精神 / 心理科医生
需要规范治疗

可全程心理治疗、心理支持

与家长、医生沟通病情
降低学业要求

鼓励学生
教师学会基本的疾病知识

四、预警信号

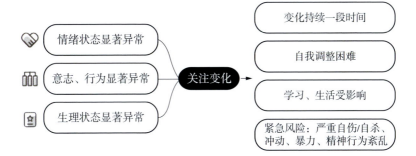

1. 情绪状态显著异常

（1）情感极性改变：正常／高涨状态变低落，或正常／低落状态变高涨。

（2）情感稳定性改变：情绪不稳，波动频繁，容易发脾气、哭泣。

（3）情感协调性改变：内心的情感体验与周围环境或外在刺激因素不相符、不一致。

2. 意志、行为显著异常

活动水平、兴趣爱好，做事情的动力、学习积极性等明显增强或减退。可能出现：呆坐不语，或烦躁不安，紧张走动，对立违抗等情况。

3. 生理状态显著异常

（1）睡眠：入睡困难，频繁夜醒，早醒，睡眠过多。

（2）食欲：故意控制食量，体重下降明显；或暴饮暴食，伴或不伴催吐，体重增加波动。

（3）躯体不适：疼痛（头疼、腹痛、胸痛）、恶心、呕吐等躯体化不适。

第五章 自杀、自伤——红色预警

一、自杀

1. 概念

自杀：故意杀死自己的行为，在自杀导致死亡的意愿支配下出现故意危害自己生命安全的一系列行为。

DSM-5 中对于自杀行为障碍的定义是在过去 24 个月内，个体有一次自杀意图。

美国国立精神卫生研究院将自杀分为自杀意念、自杀未遂和自杀完成。

2. 风险与原因

（1）遗传因素：

1）家人患有精神障碍，如父和/或母患有抑郁症、双相情感障碍、物质滥用或具有人格障碍倾向等。

2）家族自杀史，自杀行为倾向在家族内部相互影响（非精神障碍）。

（2）性格因素：

1）儿童常见的性格因素如下。

- 不安全型依恋、情绪不稳定。
- 自卑、性格内向、孤僻。

- 适应能力差、对挫折耐受性差。

2）青少年常见性格因素如下。

- 容易感到绝望，陷入心理绝境，产生无望、无助、无能的情绪。
- 冲动冒险：较少计划或者考虑行为的后果。
- 敌意和攻击倾向。
- 神经质，认知偏激。
- 低自尊，缺乏对自己解决问题的信心。
- 社会技能缺乏，建立友谊困难。

（3）家庭、社会环境因素：

1）整体家庭环境不佳或家庭功能失调。例如亲子分离或早期母婴关系丧失；亲子关系恶劣，父母之间长期存在矛盾冲突；家庭时常搬迁，变换陌生环境等。

2）互联网传播负面信息：自杀方式和相关报道、传播。

（4）应激生活事件：

1）意外的生活事件或创伤，如父母死亡/离异。

2）恋爱关系破裂，与好友分离。

3）被孤立、校园霸凌。

4）学习压力及考试失常。

5）身患躯体重病。

6）遭遇突发自然灾害。

7）突然搬家或生活条件突然改变。

（5）其他自杀风险因素：

1）不良生活嗜好，如暴饮暴食、暴力、打架。

2）作息紊乱，昼夜颠倒，失眠，长期独处。

2）存在已发生的自杀行为或自杀意图。

注意：

（1）即便存在诸多风险因素，负性生活事件多数时候只是外在诱因，激发了本来就处于家庭冲突环境中，且具有功能不佳、适应不良的脆弱敏感个性特征，并患有精神心理疾病等的青少年产生了自伤行为或自杀意图。

（2）没有精神心理疾病基础的青少年也可能在突发的创伤或负性事件下冲动产生自杀行为或自杀意图。

3. 预警信号

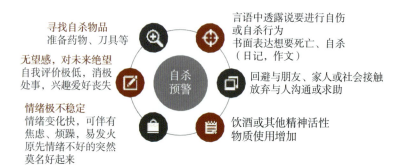

4. 干预原则

总原则：积极关注，早发现、早干预。

建议老师对学生自伤自杀行为的处理一般流程如下。

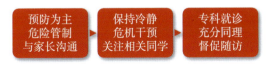

（1）发生前：

1）积极关注高风险学生情绪和行为变化（根据预警信号及其他线索）。

2）加强父母与老师沟通，综合了解学生校内、外表现。

3）自伤工具限制（刀具、药物等），限制获得酒精。

4）环境限制（窗户开口，跳跃场所的安全屏障，减少独处）。

（2）发生时：

1）已经危及生命严重后果，发现后即刻抢救送医（吞大量药、服毒、服农药，割伤大失血或坠落）。

2）生命体征平稳后或企图自杀被阻止，心理工作者紧急危机干预。

3）对自杀行为适当反应：不表现出过度惊吓，也不做消极处理，及时联系父母，避免言语行为刺激。

4）注意了解与自杀者关系密切、空间位置近、目睹了自杀过程的同学的心理状态，必要时适度干预。

（3）发生后：

1）怀疑/明确学生患有精神心理疾病者转介专科就诊（心理科、精神科）。

2）对家长和学生的就医治疗情况进行跟踪，并定时交流。

3）老师应帮助孩子树立此类疾病是可以治疗的信心。

4）消除同学间的误解与歧视。

二、自伤

1. 概念

自伤（self-half，或译作自残）：无论出于何种目的，出现故意伤害自己身体的一系列行为。最常见的为非自杀性自伤。

非自杀性自伤（non-suicidal self-injury, NSSI）是一种不以自杀为目的，直接、故意损伤自己身体组织的行为，如割伤、咬伤、敲打头部、故意鲁莽行事等行为。

自伤或自残可以成为处理深度痛苦或情绪问题的一种方式。它可以帮助一些人表达出自己无法用语言表达的感受，分散他们对生活中负面事物的注意力或帮助其释放情绪上的痛苦。在实施自伤或自残行为后的一段时间内，自伤者或自残者会因暂时逃离现实而感到轻松。从这一点上来看，NSSI 又不等同于自杀行为。然而，尽管自伤者并不会有意实施危及自我生命的伤害行为，严重的自伤行为仍可能会导致一些比他们预想中更严重的后果，甚至致命的自我攻击行为。

虽然自杀不是自伤行为的目的或意图，但许多研究显示，自伤行为和自杀之间的关系是复杂的，严重的自伤行为同样可能危及生命。因此，当学生出现反复且严重的自伤行为，尤其是部分学生同时存在 NSSI，并在一段时间内出现带有自杀意图的自伤这种混合情况时，必须予以高度重视。对于反复出现严重自伤的学生，教师应避免对其激惹和批评，及时将其转介至专业机构，并加强日常监护。

将这类学生的情况纳入和自杀风险相同等级的红色预警，是希望引起对严重自伤学生群体的高度关注，尤其提醒教师，对于一些复杂性自伤要加强监护和及早转介，以保障学生的生命安全。

2. 原因

一般认为，自伤是主体缺乏有效的情绪调节策略，往往是由特定人格特质、不良同伴关系、童年创伤、负性生活事件和不良家庭氛围、自我惩罚等因素综合影响的结果。自伤常见的3类动机：① 希望通过自伤解决人际关系问题、改变亲密关系中的控制与被控制；② 希望通过自伤行为来表达愤怒、悲伤等情绪或是惩罚自己，以此来舒缓或减轻消极的情绪；③ 希望通过自伤来维持正常的感觉，转移自己的注意力来产生积极的情绪/感受等。

3. 干预原则

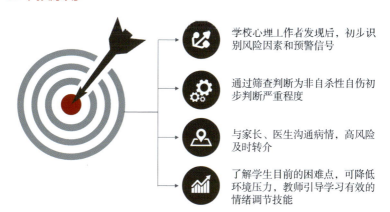

- 学校心理工作者发现后，初步识别风险因素和预警信号
- 通过筛查判断为非自杀性自伤初步判断严重程度
- 与家长、医生沟通病情，高风险及时转介
- 了解学生目前的困难点，可降低环境压力，教师引导学习有效的情绪调节技能

第六章　医教协同学生心理健康防治网络

一、组织构架

国家儿童医学中心 复旦大学附属儿科医院　精神心理科

国家精神医学中心 上海市精神卫生中心　儿少科

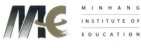

闵行区教育学院

上海市精神卫生中心浦江医院　上海市闵行区精神卫生中心

二、功能

1. 科普宣教、心理教育课程

(1) 教师：

1) 广泛教师群体（包括班主任、校医、心理老师等）心理课程：内容涵盖青少年心理发育特点、常见心理行为问题、重性精神障碍临床表现、早期识别策略、预警信号、校内应对策略、转诊方式、诊疗常规、精神类药物治疗常见问题和处理。

2) 深化教师培训课内容。常见精神障碍专病/问题：神经发育性障碍（注意缺陷多动障碍、学习障碍、孤独症谱系障碍、抽动障碍）、焦虑障碍、抑郁障碍、非自杀性自伤、自杀等。

3) 特定心理行为问题应对处理培训课内容：社交、情绪、学习困难问题等。

(2) 家长及学生：

1) 广泛家长群体：开展专题讲座，课程内容包括情绪管理、社交、时间管理、改善注意力和亲子关系、青少年心理发育特点、常见心理行为问题、早期识别策略、预警信号、家庭应对策略、就诊流程。

2) 特定精神障碍养育和家庭干预：情绪障碍、神经发育性障碍（如注意缺陷多动障碍、孤独症谱系障碍、抽动障碍）等针对性团体行为训练或心理治疗。

2. 家校医沟通平台

（1）建设学生心理健康一体化训练和长期管理平台：线上、线下平台相结合，建立快速、通畅的信息传递、预约就诊、转诊通道。

（2）重点培养"种子教师"，使其成为医教协同核心联络员：掌握疾病筛查技术、随访评估、绿色通道管理以及教师/家长培训。

（3）以家庭发起的儿童青少年心理/躯体疾病筛查：通过科普宣传、家长培训、项目介绍，增进家长对项目的认同和理解，鼓励家长逐步接纳，自主筛查，并主动求助。

3. 快速转诊 —— 绿色门诊

复旦大学附属儿科医院精神心理科为学校转介的急需就诊的学生提供"绿色通道门诊"。

（1）学校联络员（通常为心理老师）在线预约或线下填写转诊单。

（2）医生确认信息，发送预约时间给老师及家长。

（3）家长带学生按时就诊。

（4）结束就诊的医生发送诊断意见和校内干预意见给教师，发送家庭干预意见给家长。

附 录

一、常见精神心理障碍的主要表现

1. 抑郁症的相关表现

（1）核心表现：

1）情绪低落，缺乏愉快感，青少年情绪易激惹，容易发脾气也为常见表现。

2）兴趣下降/丧失ᵃ，活动减少。

3）思维、反应变慢ᵇ，话少，声音小。

（2）精神运动性抑制或紧张：活动量明显减少，呆坐不语，也有烦躁不安、紧张、不能控制自己的行为。

（3）生物学表现：睡眠不好、精力减退、食欲下降、昼重夜轻等。

（4）躯体化表现：腹痛（肚子疼）、头痛、头晕、胸痛、恶心、呕吐等躯体不适，常查不出躯体上的明确病因。

（5）精神病性表现：可能伴有幻觉，听到别人没有听到的声音，内容多是评价和批评自己；伴有妄想，主要表现为猜疑，如认为有人监视或迫害自己。

（6）消极表现：自我评价低，自卑自责，有的孩子有自杀念头或自杀行为。

（7）儿童青少年的抑郁表现，除了伤心哭泣，垂头丧气，还有情绪波动，烦躁，发无名火、吵闹不休。

> 注：a 指的是对曾经喜欢的各种事物，兴趣明显减退甚至丧失。
>
> b 指的是出现严重的注意力易分散、神游现象，说话、思考的反应速度变慢，常常导致学业成绩显著下降。

2. 疑似重性精神障碍的相关表现

（1）疑似重性精神障碍早期预警信号包括如下。

1）社会退缩。

2）敌意和怀疑。

3）个人卫生状况变差。

4）面无表情地凝视。

5）无法哭泣或表达喜悦。

6）不合时宜地笑或哭。

7）用词或说话方式奇怪。

8）奇怪或不合理的言论。

9）对批评的反应过激或无反应。

10）对自己的评价和要求明显改变。

（2）根据 DSM-5，精神分裂症的 5 类主要症状如下。

1）幻觉（如幻听：常为凭空听到评价和批评自己的话）。

2）妄想（常为猜疑、监视或迫害自己的想法）。

3）行为紊乱或紧张症（常为缺乏逻辑，与周围环境不符的行为，或原地不动，缺乏反应的反常表现）。

4）言语凌乱（词不达意，颠三倒四，缺乏逻辑，常不能被理解）。

5)"阴性"症状(情绪变得淡漠、情绪表达减少,动力缺乏,社会退缩,要求降低)。

(3)精神分裂症对功能的影响。

1)人际关系恶化:隔离自己。偏执症状下猜疑朋友和家人。

2)日常活动受损:日常活动,包括洗漱、饮食或学习。

3. 广泛性焦虑障碍的相关表现

(1)对将来发生的事情、过去的行为、能力以及学校表现等普遍过度担忧。

(2)担忧总是过度的、闯入性的、持久的、破坏性的。

(3)儿童和青少年难以意识到自己的焦虑与现实情况是不成比例的。

(4)部分会有突发胸闷、心悸、大汗、濒死感,但查不出躯体原因。

(5)对将来的事情感到恐惧。

(6)有完美主义倾向,害怕犯错误。

(7)过度自我批评,发生不好的事情常认为都是自己的错。

(8)他们担心会有悲剧发生,并且会担心发生在他们身上。

(9)经常想获取别人(家长和老师)的保证和同意。

正常焦虑与广泛性焦虑障碍主要区别如附录表1所示。

附录表1 正常焦虑与广泛性焦虑障碍主要区别

正常焦虑	广泛性焦虑障碍
担心不会干扰日常活动和基本功能	担心会显著地影响学生学习、活动或社交
能控制自己的担忧	无法控制自己的担心

续表

正常焦虑	广泛性焦虑障碍
学生有烦恼,虽然不愉快,但不会非常苦恼	担心令学生感到非常沮丧和倍感压力
学生担忧局限于一个具体的现实问题(如考试)	担心各种各样的事情,并总是往坏处想
学生的担忧只持续很短的时间	学生几乎每天都在担心,时间超过6个月

4. 恐惧症的相关表现

(1)学生对一些事物或情境(社交/特定场所)有不寻常的恐惧情绪。

(2)主动回避:规避一切可能接触到的机会。

(3)自主神经(植物神经)功能紊乱:遇到或想象可能引起心慌、胸闷、呼吸困难、腹痛、出冷汗等自主神经功能紊乱的症状。

(4)主观痛苦 + 功能受损:学生可能明知这种恐惧反应是不合理的,但又无法自控,进而影响正常生活。

5. 适应障碍的相关表现

(1)重要环境变化:搬家、开学、转学换班、升学等。

(2)情绪反应:低落、烦躁、暴躁、担心等。

(3)行为变化:逃避、破坏等行为。

(4)功能损害:学业、社交等,与适应本身改变不成正比。

(5)时间限定:应激源出现的3个月内出现症状,应激源解除,症状持续不超过6个月。

> 注：学生可能有抑郁或焦虑样的表现，但与环境改变密切相关，应激源解除后症状逐渐消失。

6. 强迫症的相关表现

（1）学生常见强迫症状如下。

1）反复刻板地检查或读题：考试答卷，做作业时。

2）强迫洗涤：反复洗手，明知过分，但无法自控。

3）强迫计数：反复点数门窗、阶梯、电杆、路面砖等。

4）强迫性仪式动作：某些动作有先后顺序和固定的模式，完成动作，焦虑会缓解，不按照顺序或模式，就会非常焦虑难受。

5）强迫性观念：控制不住地想一些无意义的事情。

（2）主观痛苦：通常耗费一个小时以上，自己明知过分，但无法自控因而痛苦不堪。

（3）功能受损：耽误了学业、生活中的重要事情，主观痛苦。

（4）自知力不全：可能伴有自知力受损，严重者会缺失。

> 注：一般的反复行为、思维并不考虑强迫，若内心出现反抗强迫的斗争，达到功能损害，还有用强迫性仪式动作来缓解焦虑，此时要考虑强迫相关障碍。

7. 游戏障碍的相关表现

（1）沉溺表现：每天多数时间沉迷于游戏，无法控制游戏行为的发生。

（2）逃避现实：通过游戏逃避学习或其他任务，缓解现实焦虑。

（3）戒断反应：当试图减少、停止游戏后，出现快感丧失、敌对或攻击行为。

（4）把游戏放在首位，忽略了其他要做的事情。

（5）需花费越来越多的时间参与游戏，选择更高难度的游戏。

（6）功能受损：游戏行为模式导致显著的痛苦或个人、家庭、人际关系、学业、职业等功能损伤。

8. 进食障碍的相关表现

（1）过度的身材焦虑：对"肥胖"存在强烈恐惧，对自己身材、体形、体重过度关注。

（2）过度的减肥行为：

1）故意节制食量，常合并过度运动。

2）滥用减肥药物（如泻药、利尿药、抑制食欲的药物）。

3）自我诱吐。

（3）健康受损，急需就诊信号：

1）自己无法自控减重行为。

2）各项健康指标开始异常。

3）体重下降太快。

4）程度到重度：体重指数（body mass index，BMI）< 16 千克/平方米；中度：16 ≤ BMI < 17；轻度：BMI ≥ 17。

> 注：BMI = 体重（千克）/ 身高^2（平方米）

9. 睡眠障碍的相关表现

（1）失眠表现：存在入睡困难、维持睡眠困难，早醒，且不能再入睡。

（2）非限制睡眠时长：在有充足的睡眠机会，仍出现上述睡眠困难。

（3）发生频率：每周至少出现 3 晚睡眠困难。

（4）痛苦 + 功能受损：影响到白天上课，会打瞌睡，成绩下降，注意力受损。

二、求助资源与联络信息

1. 求助热线

（1）闵行区 24 小时未成年人心理热线：4001041990。

（2）青少年服务热线：12355。

（3）上海市心理热线：962525。

（4）全国心理援助热线：12356。

2. 相关网站

http://www.helpguide.org/ 网站提供精神心理疾病诊治知识，可供查阅。

3. 求助医院

（1）复旦大学附属儿科医院精神心理科。

（2）上海市精神卫生中心浦江医院。

（3）上海市精神卫生中心儿少科。

（4）上海市各三级甲等医院心身科。

三、常用心理评估工具

1. 班主任初筛简明问卷

尊敬的班主任老师，若您怀疑学生可能有心理健康状况异常，或相关情绪、行为问题，可先通过简明问卷（附录表2）初步评估、判断：条目1～4满足其中任意一条，且同时满足5、6两条，提示异常，建议转介心理老师，进行进一步的专业心理访谈或量表评估。

附录表2　初筛简明问卷

项　　目	不太符合	部分符合	基本符合
1. 存在情绪状态明显改变（不开心，低落，烦躁不安）或情绪稳定性明显改变（发脾气，攻击行为）	○	○	○
2. 存在动力和行为明显改变：如消沉退缩，作业不完成，做事没动力，不参与同学社交，或出现相反情况，如学习积极性突然增高，自我要求提升，话多兴奋，难以控制自己	○	○	○
3. 存在明显的生理状态改变：食欲减退（不去食堂吃饭，回避和大家一起进餐，显消瘦）；上课打瞌睡，精神差	○	○	○
4. 存在行为改变：学习能力下降，成绩明显下降，衣着邋遢、不整洁，不洗漱	○	○	○
5. 上述情况，环境调整后无好转	○	○	○
6. 以上情况出现，至少持续1周	○	○	○

2. 长处与困难问卷

长处与困难问卷（strengths and difficulties questionnaire, SDQ）已被验证有良好的信度和效度。问卷分为情绪症状、品行问题、多动、同伴交往问题和社会行为5个因子，共25个条目。

适用范围：由家长和老师对4~16岁儿童、青少年进行简明的行为筛查，主要对其近半年的情绪和行为方面进行评定。另外，大于11岁的学生也可自行填写，适用范围广。

问卷指导语：请根据您过去6个月内对孩子的观察与了解，回答以下问题。请仔细阅读问卷中的每一道题目，然后从所给3个选项"不符合""有点符合"和"完全符合"中，选出1个您觉得最合适的选项（附录表3）。

附录表3　长处与困难问卷

1. 能体谅到别人的感受		
○不符合	○有点符合	○完全符合
2. 不安定、过分活跃、不能长久安静		
○不符合	○有点符合	○完全符合
3. 经常抱怨头痛、肚子痛或身体不舒服		
○不符合	○有点符合	○完全符合
4. 很乐意与别的小孩分享东西（如糖果、玩具、铅笔等）		
○不符合	○有点符合	○完全符合
5. 经常发脾气或大吵大闹		
○不符合	○有点符合	○完全符合

6. 较孤僻，喜欢自己一个人玩

○不符合　　○有点符合　　○完全符合

7. 一般来说，比较顺从，通常是大人要求做的都肯做

○不符合　　○有点符合　　○完全符合

8. 有很多担忧，经常表现出忧虑

○不符合　　○有点符合　　○完全符合

9. 如果有人受伤、不舒服或者生病，都很乐意提供帮助

○不符合　　○有点符合　　○完全符合

10. 经常坐立不安或躁动

○不符合　　○有点符合　　○完全符合

11. 有一个或一个以上的好朋友

○不符合　　○有点符合　　○完全符合

12. 经常与别的小孩吵架或者欺负其他小孩子

○不符合　　○有点符合　　○完全符合

13. 经常不高兴、情绪低落或哭泣

○不符合　　○有点符合　　○完全符合

14. 一般来说，受别的小孩所喜欢

○不符合　　○有点符合　　○完全符合

15. 容易分心，注意力不集中

○不符合　　○有点符合　　○完全符合

16. 在新环境下，会紧张或黏住大人，容易失去信心

○不符合　　○有点符合　　○完全符合

17. 爱护年龄小的孩子		
○不符合	○有点符合	○完全符合
18. 经常撒谎或欺骗		
○不符合	○有点符合	○完全符合
19. 受别的小孩捉弄或欺负		
○不符合	○有点符合	○完全符合
20. 经常自愿地帮助别人（父母、老师或其他小孩）		
○不符合	○有点符合	○完全符合
21. 做事前会想清楚		
○不符合	○有点符合	○完全符合
22. 会从家里、学校或其他地方偷东西		
○不符合	○有点符合	○完全符合
23. 跟大人相处比跟小孩子相处融洽		
○不符合	○有点符合	○完全符合
24. 对很多事情容易感到害怕，容易受惊吓		
○不符合	○有点符合	○完全符合
25. 做事情能做到底，注意力持久		
○不符合	○有点符合	○完全符合

计分方式：25 个共用条目，每个条目按 0~2 三级评分。0 分：不符合；1 分：有点符合；2 分：完全符合，其中第 7、11、14、21 和 25 这 5 个条目为反向计分。

各因子分计算方法如下（数字为题号）。

（1）情绪症状：3+8+13+16+24。

（2）品行问题：5+7+12+18+22。

（3）多动：2+10+15+21+25。

（4）同伴交往问题：6+11+14+19+23。

（5）亲社会行为：1+4+9+17+20。

困难总分为前5因子的得分相加之和。

根据各因子和总得分，结合不同角色评分者，判断标准参考附录表4。

附录表4 SDQ不同版本的正常、边缘水平和异常的划界分

因 子	版本	正常	边缘水平	异常
情绪症状 （3、8、13、16、24）	家长版	0~3	4	5~10
	教师版	0~4	5	6~10
	学生版	0~5	6	7~10
品行问题 （5、7、12、18、22）	家长版	0~2	3	4~10
	教师版	0~2	3	4~10
	学生版	0~3	4	5~10
多动 （2、10、15、21、25）	家长版	0~5	6	7~10
	教师版	0~5	6	7~10
	学生版	0~5	6	7~10
同伴交往问题 （6、11、14、19、23）	家长版	0~2	3	4~10
	教师版	0~3	4	5~10
	学生版	0~3	4~5	6~10

续表

因　子	版本	正常	边缘水平	异常
亲社会行为 （1、4、9、17、20）	家长版	10~6	5	4~0
	教师版	10~6	5	4~0
	学生版	10~6	5	4~0
困难总分	家长版	0~13	14~16	17~40
	教师版	0~11	12~15	16~40
	学生版	0~15	16~19	20~40

3. Conners 教师量表

本问卷适用于评估您的学生可能出现的行为问题，包括品行、学习、注意、多动等（附录表5）。

适用范围：评估 6~17 岁儿童、青少年行为问题，临床应用发现对注意缺陷多动障碍儿童的诊断敏感。

问卷指导语：请您仔细阅读，并选择最符合该学生情况的选项（1 无，2 稍有，3 相当多，4 很多）。

附录表 5　Conners 教师量表

题号	条目	选项			
1	扭动不停	1□	2□	3□	4□
2	在不应出声的场合制造噪声	1□	2□	3□	4□
3	提出要求必须立即得到满足	1□	2□	3□	4□
4	动作粗鲁（唐突无礼）	1□	2□	3□	4□
5	暴怒及不能预料的行为	1□	2□	3□	4□

续表

题号	条目	选项			
6	对批评过分敏感	1☐	2☐	3☐	4☐
7	容易分心或注意力不集中成为问题	1☐	2☐	3☐	4☐
8	妨害其他儿童	1☐	2☐	3☐	4☐
9	白日梦	1☐	2☐	3☐	4☐
10	撅嘴和生气	1☐	2☐	3☐	4☐
11	情绪变化迅速和激烈	1☐	2☐	3☐	4☐
12	好争吵	1☐	2☐	3☐	4☐
13	能顺从权威	1☐	2☐	3☐	4☐
14	坐立不定，经常"忙碌"	1☐	2☐	3☐	4☐
15	易兴奋，易冲动	1☐	2☐	3☐	4☐
16	过分要求教师的注意	1☐	2☐	3☐	4☐
17	好像不为集体所接受	1☐	2☐	3☐	4☐
18	好像容易被其他小孩领导	1☐	2☐	3☐	4☐
19	缺少公平合理竞赛的意识	1☐	2☐	3☐	4☐
20	好像缺乏领导能力	1☐	2☐	3☐	4☐
21	做事有始无终	1☐	2☐	3☐	4☐
22	稚气和不成熟	1☐	2☐	3☐	4☐
23	抵赖错误或归罪他人	1☐	2☐	3☐	4☐
24	不能与其他儿童相处	1☐	2☐	3☐	4☐
25	与同学不合作	1☐	2☐	3☐	4☐
26	在努力中容易泄气（灰心丧气）	1☐	2☐	3☐	4☐

续表

题号	条目	选项			
27	与教师不合作	1☐	2☐	3☐	4☐
28	学习困难	1☐	2☐	3☐	4☐

计分方法：一共28个条目，每个条目按0~3四级计分。0分：无；1分：稍有；2分：相当多；3分：很多。

各因子分计算方法如下（数字为题号）：

（1）品行问题：(4+5+6+10+11+12+23+27)/8。

（2）多动：(1+2+3+8+14+15+16)/7。

（3）注意力不集中－被动：(7+9+18+20+21+22+26+28)/8。

（4）多动指数：(1+5+7+8+10+11+14+15+21+26)/10。

多动指数 ≥ 1.5 作为划界分，即有多动症的可能。

4. 学生心理问题转介单

如附录表6所示。

附录表6　学生心理问题转介单

学校		心理老师	
学生姓名		监护人	
出生日期	＿＿年＿＿月＿＿日	性别		所在年级	

续表

转介医院		联系方式	
门诊需求	☐心理门诊 ☐专家门诊 ☐特需门诊	优先级别	☐联系照顾 ☐优先照顾 ☐特急照顾
在校表现或问题行为简述			
学校已采取的辅导措施	☐心理评量／鉴定（执行者姓名／职称： 　　　　　　　　　　联络电话／手机： 　　　　　　　　　　进行日期：　年　月） ☐心理辅导　（老师／辅导者姓名： 　　　　　　　　　　联络电话／手机： 　　　　　　　　　　已进行＿＿个月） ☐转介医疗资源（就诊医院／专业人员姓名／职称： 　　　　　　　　　　就诊日期：　年　月） ☐其他处理：		
监护人意见	学校老师意见： 签字：	学校意见	承办人

5. 学校提供的自杀风险青少年转介信息

在考虑转介时，学校应该准备好如下信息。注意：提供下列信息需要获得家长的许可。

（1）学生基本信息（年龄、年级、民族、家长或监护人姓名、地址和电话号码）。

（2）学校最初是如何意识到学生有自杀的潜在风险的。

（3）学校为什么要转介。

（4）学生目前的心理状态如何。

（5）学生和家长／监护人是否愿意或不愿意与心理健康服务提供者见面。

（6）还涉及哪些其他机构（姓名和信息）。

（7）谁来支付转诊和可能的治疗费用。

（8）与学生见面的最佳地点是哪里（如学校、学生家里、治疗师办公室、急诊室）。

6. 青少年自杀风险的立即转介指证（学校转介至精神心理专科指证）

当考虑青少年自杀风险较高或存在以下精神心理问题时，需要立即转介至医疗机构。

（1）精神分裂症，目前处于幻觉、妄想状态，存在命令性幻听以及与幻觉相关的自我伤害行为、冲动伤人等。

（2）双相情感障碍，抑郁发作并伴有自杀意图或行为。

（3）物质（酒精、药物）成瘾或依赖。

（4）焦虑障碍，烦躁，反复自我伤害行为。

（5）注意缺陷多动障碍患儿出现反复失控的冲动性自杀行为。

（6）情绪不稳定型人格障碍。

（7）中度、重度、极重度精神发育迟滞以及伴有精神障碍的精神发育迟滞，孤独症患儿伴有自杀、自伤行为。

（8）其他原因或缘由不明的自杀高风险及极高风险者。

7. 自杀风险青少年转介要求

转介不仅是责任，更是干预的手段。

（1）转介的目的是帮助当事人，不仅有存活的意志，而且要能活得更好。

（2）在转介的过程中需要做好家长的工作。要以真诚的、帮助的姿态去消除家长和孩子的病耻感（时代的、共有的、非精神病、非个人品质、非个人懦弱的表现）。教师与家长、孩子关系的建立要素：倾听、共情、积极关注。

（3）学校老师辅助下，实际问题的解决可与解决心理问题相结合。

（4）转介时机：需要在恰当合理的时机下完成转介，避免过早、过晚。获得家长知情同意，及时完成对学生自杀风险评估并判断转介必要性。

1）转介太早：一遇到有心理困惑或冲突的学生就直接决定"转介"。直接转介给学校心理咨询中心，或者转介给精神专科医院，这可能引起学生本人或家长的恐慌或排斥。

2）转介太迟：对具有严重心理危机的孩子缺乏警惕性时，容易出现转介太迟。如沉迷网络难以自控、对其他生活都失去了兴趣的学生，或生活忽然变得散漫、没有规律、说不出理由经常逃课的学生，如果被当做是不求上进和堕落的表现，误认为是思想态度问题，可能会忽视转介。

3）未征得当事人同意：在未征得当事人同意的情况下，就直接将拟存在心理危机的青少年转介给校心理咨询中心或精神心理科医生等，可能造成当事人心理抵触，不能配合评估和转介。

4）及时完成自杀风险评估［参考下方第（5）条］。

5）判断转介必要性：出现"青少年自杀风险的立即转介指证"时，请立马转介。

（5）转介前尽量完成对自杀风险初步评估，过程中需注意如下。

1）不能因为青少年否认自杀意念，自杀风险评估就结束了。

2）当一个年轻人有多个持久的风险因素，使他们处于风险上，要仔细注意是否存在特定的预警信号，可能预示着迫在眉睫的风险。

3）没有自杀意图的历史并不意味着这个人没有自杀风险。

4）较少危险因素的存在并不意味着可以排除自杀的可能性。

5）保护因素的存在并不能"抵消"危险因素，特别是当多种迫在眉睫的危险因素存在时（频繁、强烈的死亡念头和强烈表达的死亡意图）。

主要参考文献

1. 程文红.青少年心理危机技术规范［P］.著作登记号：国作登字 -2023-A-00044725，2023.

2.［美］弗朗西斯·詹森，艾米·艾利斯·纳特.青春期的烦"脑"［M］.王佳艺，译.北京：北京联合出版公司，2017.

3. 范娟，杜亚松.Conners 教师评定量表的中国城市常模和信度研究［J］.上海精神医学,2004，(02):69-71.

4.［美］劳拉·E.伯克.伯克毕生发展心理学［M］.7 版.北京：中国人民大学出版社， 2022.

5. 刘铁桥,赵敏,郝伟.游戏障碍的研究现状与展望[J].中国药物滥用防治杂志,2020,26(04):187-191+197.

6. 许文兵，王孟成，邓嘉欣，等.长处和困难问卷中文版的信度概化分析［J］.中国临床心理学杂志，2019, 27(01): 67-72.

7. 温宇娇，徐一凡，乔丹，等.青少年非自杀性自伤行为的社会心理因素解释模型及干预研究［J］.国际精神病学杂志，2020,47(05):885-888.

8. 杨玉凤.儿童发育行为心理评定量表［M］.2 版.北京：人民卫生出版社， 2023.

9. AMERICAN PSYCHIATRIC ASSOCIATION. Diagnostic and statistical manual of mental disorders：DSM-5[M]. Washington DC: American Psychiatric Association, 2013.

10. HAWTON K, SAUNDERS K E, O'CONNOR R C. Self-harm

and suicide in adolescents[J]. Lancet, 2012,379(9834):2373-2382.

11.HART L M, MASON R J, KELLY C M, et al. 'teen Mental Health First Aid': a description of the program and an initial evaluation[J].Int J Ment Health Syst,2016,10:3.

12. PLENER P L, BRUNNER R, FEGERT J M, et al. Treating nonsuicidal self- injury (NSSI) in adolescents: consensus based German guidelines[J]. Child Adolesc Psychiatry Ment Health, 2016,10:46.

图书在版编目(CIP)数据

闵行区医教协同:学生心理问题防治手册:教师版/王艺,赵敏主编.--上海:复旦大学出版社,2025.5
(医教家协同学生心理问题防治系列)
ISBN 978-7-309-17434-2

Ⅰ.①闵… Ⅱ.①王… ②赵… Ⅲ.①少年儿童-心理健康-健康教育-研究-中国 Ⅳ.①G444

中国国家版本馆 CIP 数据核字(2024)第 092829 号

闵行区医教协同:学生心理问题防治手册(教师版)
王 艺 赵 敏 主编
责任编辑/方 晶
复旦大学出版社有限公司出版发行
上海市国权路 579 号 邮编:200433
网址:fupnet@fudanpress.com http://www.fudanpress.com
门市零售:86-21-65102580 团体订购:86-21-65104505
出版部电话:86-21-65642845
上海丽佳制版印刷有限公司

开本 890 毫米×1240 毫米 1/32 印张 1.75 字数 37 千字
2025 年 5 月第 1 版
2025 年 5 月第 1 版第 1 次印刷
印数 1—10 000

ISBN 978-7-309-17434-2/G·2595
定价:50.00 元

如有印装质量问题,请向复旦大学出版社有限公司出版部调换。
版权所有 侵权必究